LA VACCINE

DEVANT LES FAMILLES

OUVRAGES DU MÊME AUTEUR

SUR L'HYGIÈNE DE LA FAMILLE

De la Régénération physique de l'espèce humaine par l'hygiène de la famille. Br. in-8°. — Montpellier, 1867.

Entretiens familiers sur l'hygiène. — Paris, in-8° jésus de xii-400 pages. 5ᵉ édition, 1870.

Le Rôle des mères dans les maladies des enfants, ou Ce qu'elles doivent savoir pour seconder le médecin. — Paris, 1868, in-8° jésus de x-332 pag., 2ᵉ édition.

L'Éducation physique des filles, ou Avis au mères sur l'art de diriger leur santé et leur développement. Paris, 1870, in-18° jésus de xii-328, 2ᵉ édition.

L'Éducation physique des garçons, ou Avis aux pères et aux instituteurs sur l'art de diriger leur santé et leur développement. Paris, 1870, in-18° jésus de xii-375.

La Maison, Etude d'hygiène et de bien-être domestiques. Un vol. in-18° jésus de 450 pages environ. (Sous presse.)

Les Phénomènes de la vie et les Conditions de la santé, en collaboration avec M. Emile Bertin. 1 vol. in-18° jésus de 500 pag. environ. (Sous presse.)

Hygiène des fonctions maternelles. 1 vol. in-18° jésus de 400 pag. environ. (En préparation.)

Le Petit livre de l'Ouvrier, ou Conseils aux ouvriers sur la conservation de leur santé et la direction pratique de leur vie. 1 vol. in-18° jésus de 400 pages environ. (En préparation.)

MONTPELLIER, IMPRIMERIE GRAS.

PROFESSEUR J.-B. FONSSAGRIVES

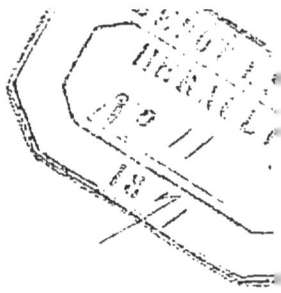

LA VACCINE

DEVANT LES FAMILLES

FAUT-IL FAIRE VACCINER NOS ENFANTS ?

FAUT-IL SE FAIRE REVACCINER ?

COMMENT DOIT-ON SE FAIRE VACCINER ET REVACCINER ?

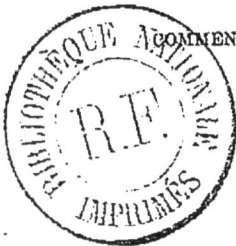

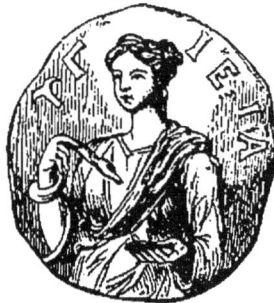

MONTPELLIER

IMPRIMERIE TYPOGRAPHIQUE DE GRAS

—

1871

L'auteur de ce simple *Avertissement*, effrayé du trouble dangereux qui s'est emparé des esprits à propos de la vaccine, et mis en demeure à chaque instant, par de pressantes interrogations, de formuler un avis sur les questions qui préoccupent le plus l'opinion à ce sujet, a cru qu'il était de son devoir de combattre, dans cette brochure, les erreurs et les préjugés qui se redressent aujourd'hui contre la vaccine. La bienveillance extrême avec laquelle ont été accueillis, dans les familles, les livres qu'il a consacrés à l'Éducation physique des enfants, lui interdisait peut-être, d'ailleurs, de continuer à garder le silence sur un intérêt aussi grave, et qu'il n'avait pu dans ses autres ouvrages qu'effleurer à la hâte et comme en passant.

Il fut un temps où les Académies et les Sociétés savantes étaient murées pour les gens du monde : les discussions ne sortaient guère de leur enceinte ; elles en avaient le monopole et discutaient *clausis januis ;* le

public attendait et recevait d'elles des conclusions dog-
matiques et autoritaires, et, quand elles étaient formulées,
il s'y soumettait avec une déférence respectueuse. Il se
montre aujourd'hui plus curieux et plus discuteur; il pèse
les arguments pour et contre et prétend juger un peu
par lui-même les questions qui touchent à ses intérêts.
Résister à cette exigence, c'est éveiller sa suspicion.
L'auteur n'y voit, du reste, aucun avantage, et l'une des
idées le plus solidement ancrées dans son esprit, c'est
que, si le malade ne peut être traité efficacement que
par un médecin instruit, le médecin ne peut faire de
bonne médecine qu'avec un malade dont l'esprit est
muni de notions justes sur les choses de la santé. Il
faut donc ouvrir le temple à deux battants.

Il ne serait pas facile, au reste, maintenant et avec
les merveilleux moyens de diffusion que la presse, sous
toutes ses formes, fournit aux faits scientifiques, de ne
pas raisonner avec des malades intelligents et d'exiger
d'eux une soumission inerte et passive. Le public écoute
aux portes de l'Académie de médecine, et il s'inquiète,
se trompe, grossit et confond en homme qui entend parler devant lui une langue dont il ne comprend que quelques mots. D'ailleurs, les journaux se chargent de lui
apporter à domicile ces inquiétudes et ces défiances qui
peuplent la pénombre intermédiaire à l'ignorance absolue et au savoir complet; et une idée met moins de
temps pour aller aujourd'hui de Paris à Saint-Péters-

bourg qu'elle n'en mettait jadis pour aller de Saint-Germain à Versailles.

Il importe donc pour le repos d'esprit du public, mais surtout pour sa sécurité, qu'on lui donne la substance vraie, pratique, utile, qui peut être retirée de débats longs et arides qu'il ne peut aborder lui-même, et qui lasseraient d'ailleurs sa patience.

Aussi le moment semble-t-il venu d'exprimer pour les familles des conclusions pratiques de la longue agitation de parole et de plume qui vient d'être faite autour de la vaccine, laquelle traverse dans l'opinion une période singulièrement critique.

Et comment ne pas en être particulièrement ému, quand on songe à l'effroyable gravité des doutes qui se sont emparés des esprits sur une question pareille? Elle n'est pas, en effet, du nombre de celles, d'intérêt purement spéculatif, dont on peut placidement confier la solution à l'avenir. Il s'agit ici de quelque chose de pressant et sur quoi l'on veut être fixé, non pas demain, non pas aujourd'hui, mais sur l'heure même. Le public, qui doit ou ne doit pas être revacciné ; auquel on offrira ici du vaccin animal, là du vaccin humain ; qui sera pris entre la crainte d'avoir du vaccin dégénéré, vieilli, quasi inerte, et la fréquente impossibilité d'aller le puiser à sa source originelle dans des pustules animales, manifeste une certaine propension à ne rien faire et à se rappeler toutes les calomnies sans fondement dont la vaccine a été naguère l'objet, et qui,

justifiant le mot célèbre du Basile de la comédie espa-
gnole, laisseront à jamais *quelque chose* après elles.

C'est ce *quelque chose* qu'il faut discuter et percer à
jour. L'auteur va s'efforcer de le faire en termes aussi
peu techniques que possible. Il veut démontrer aux familles que les méfaits qu'on attribue à la vaccine ne sont
imputables qu'à la vaccination mal faite, et que ses bienfaits incalculables n'ont le contrepoids d'aucun préjudice
réel ; qu'elles doivent renoncer aux frayeurs irréfléchies
qu'on leur a inspirées ; que le vaccin n'a qu'une puissance
limitée de préservation, et qu'il faut y suppléer par des
revaccinations méthodiques ; il veut, enfin, leur bien pré-
ciser les conditions dans lesquelles elles doivent se faire
vacciner et revacciner..

C'est une simple causerie pratique et familière, qui a
pour but de fixer leurs idées et d'obtenir d'elles cette
obéissance raisonnée, *obsequium rationabile,* qui doit désor-
mais inspirer les rapports des familles avec les médecins.
Il faut qu'elles sachent tout ce qui peut éveiller leur sollicitude sur les intérêts de leur santé, tout ce qui peut
les prémunir contre les périls de l'incurie et les amorces
du charlatanisme, afin qu'elles puissent invoquer à temps
les lumières du médecin et qu'elles sachent en tirer un
bon profit.

La vaccine est la plus salutaire des pratiques ; elle en
est aussi la plus inoffensive, quand on l'entoure de certaines précautions aujourd'hui nettement définies. Telle

est la thèse que se propose cette causerie de conseiller officieux, qui voit un bien réel à faire et qui y donne ses soins et son temps sans en espérer ni gloire ni profit.

Cet *Avis au peuple sur sa santé* voit le jour en des temps bien troublés, et il n'a fallu à l'auteur rien moins que la vive compréhension d'un danger et l'ardent désir de contribuer pour sa part, si humble qu'elle soit, à le conjurer, pour qu'il s'arrachât aux préocupations qui absorbent aujourd'hui toutes les âmes. Aller parler des intérêts de la santé publique au milieu de ces désastres qui ensanglantent le sol de notre chère et malheureuse France, c'est sans doute s'exposer à ne pas être lu. Ne pouvant, toutefois, donner à son pays que les battements d'un cœur ému, et sentant péniblement son impuissance en présence du fléau de l'invasion prussienne, il a éprouvé une sorte de soulagement à se retourner contre l'autre fléau qui complète en ce moment l'œuvre de destruction du premier, et il a essayé d'en limiter les ravages. L'invasion passera, la variole passera; il faut que ni l'une ni l'autre ne reviennent. Nous avons, pour conjurer le retour de celle-ci, une arme éprouvée et sûre, quand on la manie bien. Une éducation virile et croyante de la jeunesse, l'inoculation dans ses veines généreuses du goût des grandes choses et des grandes idées, des institutions vraiment libres, deviendront pour notre pays un autre vaccin préservateur, qui le mettra certainement à l'abri du retour d'humiliations pareilles, qu'il ne mérite

pas, auxquelles il n'a pas été fait, et dont il saura bien
ne pas garder longtemps le stigmate. Mais, en attendant,
de deux ennemis réduisons à l'impuissance celui qui est
vulnérable à nos coups. Le tour de l'autre viendra certainement plus tard.

C'est sans doute prendre les choses de bien haut pour
une humble question de vaccine ; mais, le jour où Paris
capitule, l'encre se mêle de larmes, et l'âme vibre de
colère et de tristesse à propos de tout et d'elle-même.....
Et maintenant vienne le langage calme, scientifique, de
la raison froide ; l'auteur s'est dégonflé le cœur et peut à
présent aborder cette tâche. N'est-ce pas d'ailleurs, et
plus que jamais, au milieu de ce gaspillage insensé d'existences humaines, le moment de veiller de plus près à
cette petite flamme de la vie sur laquelle passe aujour-
d'hui le souffle brutal du boulet, et que le médecin a cependant tant de peine à économiser et à entretenir ?.....

28 février 1871.

LA VACCINE

DEVANT LES FAMILLES

I

FAUT-IL FAIRE VACCINER NOS ENFANTS ?

Je ne pose cette question qu'avec une extrême répugnance, tant elle est invinciblement résolue dans mon esprit, comme, du reste, dans celui de tout homme qui regarde autour de lui, qui réfléchit et qui ne se laisse pas aveugler par la prévention.

Elle revient, en réalité, à celle-ci : Faut-il préserver nos enfants de la petite vérole en employant un moyen très-simple, d'une efficacité sinon certaine, du moins très-probable, et d'une innocuité *absolue* toutes les fois qu'il sera manié convenablement?

Il semble qu'il n'y ait pas en cette matière d'hésitation possible; et cependant voilà que des dépréciations injustes et des exagérations singulières font repasser aujourd'hui la vaccine par une période de défiance aussi dangereuse qu'elle est imméritée.

Il s'agit d'un péril public, et tout médecin soucieux de

sa mission doit chercher à le conjurer par son conseil, par sa parole ou par sa plume. Il y a des tableaux assombris à ramener à leur teinte véritable ; des dangers dont il faut démontrer l'inanité parfaite ; des inconvénients qui, pour si imaginaires qu'ils soient, impressionnent et surprennent le jugement ; des calomnies aisément réfutables : tout cela exige qu'on parle aux familles un langage net et précis, et qu'on dissipe des inquiétudes sans fondement aucun.

Il n'y a, du reste, pas de temps à perdre : l'ennemi veille ou plutôt il sévit, et l'épidémie de variole, qui promène aujourd'hui ses ravages sur la France, est un avertissement très-tragique et très-instructif. Bien loin d'incriminer la valeur préservatrice de la vaccine, elle n'accuse, en réalité, que la façon négligente et distraite dont on utilise trop souvent aujourd'hui cet inappréciable bienfait. Le génie observateur de Jenner nous a mis dans la main une arme admirable contre ce fléau : nous nous en sommes bien servis, et avec vigilance, pendant la période d'enthousiasme et de curiosité que cette découverte a traversée ; puis, le danger s'éloignant, la petite vérole n'apparaissant plus que sous une forme singulièrement mitigée, à de longs intervalles, et s'étant abaissée, comme cause de mort, au rang des maladies ordinaires, nous ne nous sommes plus gardés, et voilà que l'ennemi revient à la charge.

La vaccine a conservé et conserve encore un nombre incalculable d'existences, — le nombre des aveugles et des sourds a diminué considérablement sous son influence, — elle est conservatrice de la beauté humaine,

— les incriminations dont elle a été l'objet sont pour la plupart sans fondement, — elle n'est nullement une cause d'affaiblissement pour la constitution et la santé, — elle n'a pas rendu la fièvre typhoïde plus fréquente, — elle est étrangère à l'accroissement du nombre des phthisiques, — elle ne transmet ni la scrofule ni les dartres, — elle n'a de danger qu'entre des mains inhabiles ou négligentes. — Autant de propositions à développer.

1. — La vaccine a conservé et conserve encore un nombre incalculable d'existences

Il est plus facile et plus agréable d'affirmer l'impuissance de la vaccine que de reconnaître humblement que nous avons manqué de vigilance et de savoir-faire. On ne s'en est pas fait faute pourtant, et c'est à qui dans le monde jettera la pierre à cette pauvre vaccine, qui n'en peut mais, et la déclarera faillible. Nous avons cru, grâce à elle, être à l'abri de tout danger, et, comme le cerf de la fable, « nous nous sommes mis à brouter la vigne » qui nous servait de refuge. C'est une pure ingratitude. La vaccine n'a pas dégénéré; elle vaut ce qu'elle a toujours valu; elle ne préserve pas, *à coup sûr*, de la variole, mais elle donne des chances énormes d'échapper à ses atteintes, et, en tous cas, elle en mitige merveilleusement la violence. Elle n'est pas infaillible sans doute, mais je suis convaincu que ce qu'elle pouvait au commencement de ce siècle, elle le pourra demain, quand nous nous placerons dans les conditions strictes que Jenner et ses continuateurs directs avaient formulées avec tant de soin.

L'épidémie de variole que nous traversons en France

aura, je l'espère, ce résultat. A ce titre, et quelque douloureux que soient les sacrifices qu'elle nous coûte, cette
recrudescence de la variole aura sur l'ensemble des intérêts de la santé publique une influence certainement
favorable, si nous savons exprimer de cette épreuve tous
les enseignements qu'elle renferme.

On s'empresse de déclarer que cette réapparition de
la petite vérole, avec une rigueur dont nous avions perdu
le souvenir depuis longtemps, montre que le vaccin
ne préserve que très-incomplétement, et cette défiance,
rapprochée de certaines incriminations que les échos
des Académies et des journaux ont semées dans l'opinion publique, porterait presque certaines personnes à
renoncer à la vaccination pour leurs enfants. Celles-là
mêmes qui répugneraient, par conscience, à une solution
aussi radicale, mettent dans la recherche de ce moyen
préservatif une tiédeur qui n'est pas sans danger.

Il y a, je le répète, dans les esprits, sur cette question
d'hygiène, un trouble qui m'impressionne vivement, et
je donnerais tout au monde pour contribuer à le dissiper,
parce qu'il repose sur un malentendu et sur une exagé-
ration que la frayeur perpétue et qu'elle grossit, comme
toujours.

A ceux qui invoquent l'épidémie actuelle de petite
vérole comme une preuve de la défaillance de la vaccine, je répondrai simplement que, si nous étions à une
époque antérieure à 1794, c'est-à-dire à la découverte
de Jenner, et, à plus forte raison, à une époque antérieure à l'inoculation de la variole, nous verrions ce que
deviendrait cette épidémie qui faisait naguère de vingt
à vingt-cinq victimes par jour dans une ville d'une popu-

lation de 2,000,000 d'âmes. Sans l'imprégnation vaccinale, Paris nous aurait donné le spectacle lamentable de
ces grandes épidémies de petite vérole qui, depuis le
viie siècle, se sont abattues sur notre pays, couchant des
populations entières dans la tombe ; enlevant deux enfants sur trois à une seule famille royale ; défigurant et
aveuglant ceux qu'elle ne tuait pas ; sévissant avec une
égale violence à tous les âges de la vie, et trouvant dans
l'agglomération énorme et extrêmement dense d'une
capitale un aliment favorable à sa diffusion. On a vécu
à Paris sous ce régime de la variole sans que la vie ac-
tive, industrieuse, animée, de cette grande ville, en tra-
hît l'influence ; les coups douloureux qu'elle a frappés
sont restés disséminés ; on n'y a guère songé que pour se
porter, par un élan dans lequel la mode intervenait encore
plus que la frayeur, vers une forme nouvelle de vaccination qui n'a pas tenu toutes ses promesses. C'est à la
vaccine qu'on doit cette merveilleuse atténuation ; c'est
à la *vaccine mal faite* qu'on peut, et en toute justice, rap-
porter la réapparition de la variole, quelque atténuée
qu'elle soit. N'avons-nous pas assez de maladies en présence desquelles nous sommes désarmés pour négliger
de nous préserver des autres, surtout quand il nous est
aussi facile d'arriver à ce résultat ? Mieux vaut agir que
se plaindre.

Il fallait bien se contenter de cette dernière et insuf-
fisante ressource avant que la pratique de l'inoculation
eût amoindri les dangers de la petite vérole, et avant que
celle de la vaccination les eût à peu près fait disparaître.
Aujourd'hui nous sommes maîtres, et maîtres presque
absolus, de ce fléau qui, suivant la vive expression du

professeur Anglada, « prélève un huitième environ de la mortalité générale, détruit la vue ou l'ouïe, souille le visage d'empreintes difformes et ineffaçables, donne l'élan à une foule de maladies consécutives, trop souvent incurables ; frappe enfin tout le monde, » sauf, comme disait La Condamine, ceux qui ne vivent pas assez pour l'attendre (*) ».

L'épidémie de 580, dont Grégoire de Tours s'est constitué l'historiographe ; celle de 1614, qui fit le tour du monde entier ; celle qui en 1720 tua plus de vingt mille individus à Paris, ne sont que les traits les plus saillants de l'histoire de cette maladie néfaste. Montfalcon a dit de cette dernière :

« La famine, la guerre, la peste, toutes les causes de destruction les plus actives, n'exercèrent pas de ravages aussi affreux que cette épidémie de variole (**). » Que l'on compare ces ravages à ceux, relativement bien mitigés, que produit aujourd'hui la petite vérole dans nos populations imprégnées de vaccine, et l'on appréciera les bienfaits de la découverte de Jenner. Que serait-ce encore si la vaccination était générale et toujours faite dans de bonnes conditions ?

Un exemple contemporain nous montre ce que peut,

(*) Ch. Anglada, *Étude sur les maladies éteintes et les maladies nouvelles*, Paris, 1869, p. 222. Ouvrage aussi remarquable par le charme du style que par la profondeur de la pensée.

(**) Montfalcon, *Diction des sciences médicales*, art. VARIOLE, t. LVII, 66. Marc d'Espine a fait ressortir ce fait, que la mortalité moyenne par variole a toujours été en diminuant depuis Jenner. Un relevé, emprunté à 26 États de l'Europe, montre un abaissement de 66 à 7,26 par 1,000 (*Étude sur la variole et la vaccination*, in *Bullet. de thérap.*, 1861.)

en plein XIXe siècle, un germe variolique quand il tombe dans une population qui n'a jamais connu la vaccine. Je l'emprunte, d'après Anstie, à un fervent propagateur de la vaccine, à Robert Turner. Il raconte qu'une frégate autrichienne (c'était probablement la *Novarra*), dans un voyage scientifique de circumnavigation, toucha en 1859 à l'île de Puynipet, de l'archipel des Carolines, dans le Pacifique. La population de cette île était alors de 2,000 âmes. Quatre ans auparavant, c'est-à-dire en 1854, elle s'élevait à 5,000 ; mais, le capitaine d'un navire anglais y ayant débarqué un varioleux, qui fut volé et dépouillé par les indigènes, la petite vérole se répandit dans l'île et enleva 3,000 individus dans cette période si courte. « Samson, dit le narrateur de ce fait, est aussi terrible que jamais là où la Dalila de Jenner ne l'a pas réduit à l'impuissance. » Je m'empare de cette métaphore et je la continue en disant que, si les ciseaux d'une vaccination imparfaite lui avaient laissé quelques mèches à Paris et ailleurs, il faut bien les affiler de nouveau et ne pas nous laisser surprendre une autre fois (*).

La variole ne tue pas seulement, elle aveugle et elle défigure. Il faut que les familles connaissent bien tous ses méfaits, pour attacher à la pratique de la vaccine tout le prix qu'elle mérite réellement.

Les faits de variole qui se rencontrent de temps en temps chez des individus non vaccinés montrent, d'une manière expressive, ce que devait être l'extrême léthalité de ce fléau avant que la vaccine en eût raison, et encore

(*) Voyez Anstie, *the Vaccination Question*, in *the Practitionner*; october and november 1869. C'est un des meilleurs et des plus judicieux travaux qui aient été publiés sur la matière.

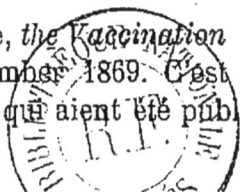

est-il permis de penser que l'influence héréditaire d'une vaccination des parents a pu souvent atténuer, chez un sujet qui n'a pas été vacciné personnellement, l'aptitude à contracter la petite vérole sous sa forme la plus grave.

L'*inoculation* de la variole elle-même n'était pas sans quelque péril, puisque 1 inoculé sur 200 environ mourait par le fait de l'inoculation. Valentin a vu, en Amérique, 64 inoculés sur 700 succomber à la suite de cette opération. Et cependant on se plaçait, pour pratiquer cette opération préservatrice, dans les meilleures conditions de milieu et de santé individuelle.

A côté de ces dangers personnels, il fallait placer le péril de la création de foyers nouveaux d'épidémie. Un individu inoculé dans un quartier ou dans une maison pouvait répandre la petite vérole autour de lui ; un individu vacciné reste complétement inoffensif à ce point de vue, et c'est là une double et incontestable supériorité de la vaccine sur l'inoculation, telle qu'elle était pratiquée généralement avant Jenner (*).

On ne sait rien de précis sur la mortalité ancienne de la petite vérole comparativement au nombre des individus atteints ; mais ce qu'on sait à merveille et ce qui suffit, c'est que la mortalité chez les varioleux antérieurement vaccinés est incomparablement moins forte que chez ceux que la petite vérole trouve indemnes de toute vaccination antérieure.

Le docteur Seaton, qui jouit en Angleterre, pour tout

(*) En 1840, une loi contre l'inoculation de la petite vérole, votée par la Chambre des communes en Angleterre, et édictant des peines sévères contre cette pratique, a rendu un hommage éclatant et décisif à la supériorité de la vaccine sur l'inoculation.

ce qui concerne les faits de variole et de vaccine, d'une si incontestable autorité, a prouvé que la population de l'Angleterre et du comté de Galles perdait annuellement, et avant la découverte de la vaccine, 3,000 varioleux pour chaque million d'habitants. Ce chiffre était descendu à 770 dans la période de 1838 à 1840, avant qu'on eût pris aucune mesure pour la gratuité de la vaccination. De 1841 à 1853, sous le régime de la gratuité mais de la *non-obligation* de la vaccine, il descend à 304 ; et de 1854 à 1863, sous le régime de la gratuité et de l'obligation, il ne meurt plus annuellement que 171 individus par chaque million d'habitants. Le rapport de 171 à 3,000 ou de 1 à 16 mesure l'économie de vie humaine qu'a réalisée le vaccin. En Angleterre, il meurt donc 16 fois moins de varioleux qu'avant Jenner (*). Quelle démonstration meilleure peut-on donner des bienfaits de la vaccine, de la folie de ceux qui la négligent et de l'incurie de ceux qui la font mal faire (**)?

2. — Le nombre des aveugles et des sourds a diminué considérablement sous l'influence de la vaccine

Depuis l'introduction de la vaccine, le nombre des cécités a diminué d'une façon remarquable en Europe.

(*) Anstie, *the Vaccination Question* (*loc. cit.*).

(**) Si l'on applique à notre époque le calcul de La Condamine, reproduit par Husson, une vaccination générale de la population en France économiserait une perte annuelle, par le fait de la variole, de plus de 30,000 individus, lesquels auraient fait souche pour la plupart. En supposant que la variole ait diminué ses ravages *par le fait de l'imprégnation vaccinale, héréditaire ou personnelle,* ce qui reste de ce chiffre serait parfaitement évitable par une vaccination générale du pays. Pourquoi ne jouons-nous pas ce mauvais tour à la Mort, qui nous en joue bien d'autres ?

bien qu'une foule de conditions inhérentes à la vie actuelle amènent par ailleurs une débilité visuelle dont
l'hygiène a le droit de se préoccuper : preuve de plus
du grand nombre d'aveugles que la variole créait jadis.
Les pays où la vaccination est mal pratiquée sont ceux
où la cécité est le plus commune. Un relevé fait par M. G.
Dumont, sur ce point, offre un intérêt très-grand. Il a
observé 122 aveugles dont la cécité était due à la variole ;
aucun n'avait été vacciné, ou du moins aucun n'offrait
de garanties d'une bonne vaccination (!) Et il ne s'agit
pas seulement ici de la perte de la vue; cette mutilation,
si affligeante par elle-même, se complique encore de
difformités repoussantes du globe de l'œil ou des paupières. L'individu atteint d'amaurose a l'œil éteint, sans
doute, mais il conserve son aspect ordinaire ; l'aveugle
et le borgne par suite de variole joignent la laideur à
l'infirmité. Un œil couvert de taches laiteuses, diminué
de volume, réduit quelquefois à une sorte de bourgeon
hideux; des paupières renversées par des cicatrices difformes : telle est la cécité qu'entraîne la variole, et à
laquelle on expose ses enfants quand on ne les fait pas
vacciner.

Le nombre des surdités produites par la variole confluente, chez des sujets non vaccinés, a diminué aussi
sensiblement : autre avantage à porter au profit de la
vaccine.

3. — La Vaccine est conservatrice de la beauté humaine

Ces mutilations se compliquent encore de la laideur
du visage, sur lequel le poison variolique laisse des
traces indélébiles. Si le nombre de ces sujets dont la

figure est couturée, dont les narines, la bouche et les paupières sont tiraillées par des cicatrices difformes, dont la peau est sillonnée de dépressions hideuses, a fort heureusement diminué, c'est à la vaccination qu'on en est encore redevable. Et cette atteinte portée à la beauté est telle, que beaucoup d'historiens de l'*inoculation* n'ont pas manqué de placer le berceau de cette pratique en Géorgie, dans ce pays où la beauté féminine est proverbiale, et ils lui ont assigné pour origine le désir de défendre contre les injures de la variole le visage des femmes destinées à recruter les harems de l'Asie et de la Turquie d'Europe. J'ai montré, dans un livre récent (*), toute la reconnaissance que les mères doivent à la vaccine, qui protége leurs filles contre ce danger et leur conserve ce don d'une physionomie agréable, qui joue dans la vie de la femme un rôle si considérable et si légitime.

4. — Les incriminations dont la vaccine a été l'objet jusqu'ici sont pour la plupart sans fondement

Tout cela est à merveille, disent les dépréciateurs systématiques de la vaccine; mais, si les rigueurs de la variole sont atténuées, la vaccine ne nous a pas rendu ce service gratuitement; elle nous le fait payer, et le profit n'est qu'apparent. Sophisme pur et qui tombe heureusement devant l'expérience (**).

(*) *Éducation physique des jeunes filles, ou Avis aux mères sur l'art de diriger leur santé et leur développement.* — Paris, 1870, 2ᵉ édit., p. 183.

(**) Voir, sur cette question, un intéressant travail du professeur Ch. Anglada, *de la Prétendue Dégénérescence physique et morale de l'espèce humaine déterminée par le vaccin.* — Montpellier, 1856.

Je touche au côté délicat de cette question, mais il me sera facile de dissiper des défiances sans racines et qui ne sont pas, du reste, nouvelles dans l'histoire de la vaccination.

Elles se sont manifestées dès la découverte de Jenner; elle a rencontré, comme toujours, des incrédules, des contradicteurs et des ennemis acharnés. C'est le sort de toutes les vérités et la nécessité, en quelque sorte, de leur évolution. Cette lutte du parti pris, tenue en échec par l'assentiment général, n'a jamais désarmé complétement; elle s'est tenue à l'écart et a attendu une occasion favorable pour reproduire ses mêmes arguments. Des faits malheureux, imputables à des vaccinations mal faites et dont la vaccine n'est nullement responsable, ont été le signal de la reprise des hostilités.

L'opinion, qui traduit maintenant toutes les questions à sa barre, a été très-manifestement impressionnée de certaines allégations qui se sont dressées contre la vaccine, et elle demande aujourd'hui qu'on lui dise nettement ce qu'elle doit penser de débats qui lui ont apporté, en somme, plus d'agitation que de lumières. Bien malavisée serait la science qui se renfermerait actuellement dans sa compétence et sa dignité, et refuserait de répondre aux interpellations pressantes qui lui arrivent de toutes parts à ce propos.

La vaccine modifie-t-elle la constitution humaine dans un sens défavorable, et, si elle exempte de la variole, ne rend-elle pas plus débile?

Est-elle susceptible de transmettre, avec le virus préservateur, des germes de maladie puisés sur le sujet qui a fourni le vaccin?

Son pouvoir préservateur tend-il à faiblir et y a-t-il lieu d'aller le retremper à sa source?

Ne pouvant nier que la vaccine préservât mieux de la variole que l'inoculation, et qu'elle eût infiniment moins de danger, on s'est rejeté, dès l'origine, sur des inculpations vagues, insaisissables, sans portée pour les médecins, mais très-capables de surprendre l'émotion des gens du monde. Nous allons les passer en revue.

5. — La vaccine n'est nullement une cause d'affaiblissement pour la constitution et la santé

D'abord, et comme si le vaccin devait être une panacée, on a porté à sa charge toutes les indispositions ou les maladies que présentait l'enfant après avoir été vacciné. C'est toujours le paralogisme « *post hoc, ergo propter hoc* », qui transforme un fait de succession en un rapport de causalité. Il aurait fallu que les premiers enfants vaccinés eussent ensuite une santé imperturbable et restassent dans des conditions exceptionnelles de prospérité organique, pour que la vaccine échappât à cette mauvaise querelle. Il n'en fut rien; la santé, prémunie contre la variole, demeura pour tout le reste dans ses conditions ordinaires de fragilité, et tout, dès lors, lui fut imputé à mal.

Les premiers vaccinateurs ont eu à lutter contre la routine et l'ignorance; mais leur ennemi le plus cruel a été le parti pris de certains médecins, qui, les uns par mauvaises passions, les autres par légèreté, n'ont pas craint d'organiser une ligue contre la vaccine. Les erreurs médicales laissent des traces durables dans les opinions populaires; on les croit déracinées, une discussion passe, et l'on voit sortir de ce bois mort en apparence des rejetons malsains. C'est ce qui arrive actuellement pour la vaccine.

6. — Elle n'a pas rendu la fièvre typhoïde plus fréquente

Il y a vingt-cinq ans environ, et alors que la vaccine se croyait en pleine possession des esprits et jouissait d'une victoire qui n'avait pas été sans fatigue, des opinions singulières se produisirent. On ne contestait pas que la vaccine eût diminué la mortalité des enfants, mais on insinuait que les adultes payaient cher ce résultat, et que la prédominance de la fièvre typhoïde depuis la généralisation de la vaccine n'avait fait que déplacer la mortalité. Un rapport très-remarquable, lu à l'Académie de médecine en 1853, par M. Roche, a fait justice de cette imprudente allégation, qui est restée ce qu'elle devait rester : une vue malheureuse de l'esprit, en contradiction avec la vérité et avec les faits, et ruinée par les chiffres mêmes qu'on avait voulu lui donner pour base. Il n'a pas été difficile à M. Roche de démontrer : que la fièvre typhoïde, qu'il avait bien fallu, dans l'intérêt de cette théorie, considérer comme une maladie nouvelle, n'était rien moins que cela ; qu'elle avait existé vraisemblablement à toutes les époques, sous la diversité des noms qu'elle avait revêtus au gré des fluctuations doctrinales et des idées qu'on s'était faites de sa nature ; que les chiffres de mortalité observés à Vienne par Stoll, à la fin du xviii\[e\] siècle, sur des sujets atteints de fièvres malignes (dont on ne peut contester l'identité avec certaines de nos typhoïdes), ont été, à peu de chose près, les mêmes que ceux que nous constatons aujourd'hui ; que, si la fièvre typhoïde avait, sous l'influence de la vaccine, remplacé la variole comme fréquence, il y aurait lieu de s'étonner de la rareté relative de la première de ces maladies, etc.

Je crois, pour mon compte, la fièvre typhoïde plus commune maintenant qu'elle ne l'était autrefois, et alors même que je fais la part, dans cette impression, de l'habitude actuelle et très-vicieuse, à mon sens, d'englober la plupart des fièvres graves , jadis isolées les unes des autres, sous cette étiquette commune ; mais cette fréquence plus grande ne s'explique-t-elle pas bien plus naturellement par les changements qui se sont opérés dans notre manière de vivre? Les maladies, qui ne sont, en définitive, que des formes particulières de la vie, subissent, comme la vie hygide elle-même, l'influence des milieux où elles se développent ; et, pour ne prendre qu'une des conditions de la vie actuelle, l'encombrement, n'y a-t-il pas dans la dépopulation des campagnes et dans le courant d'émigration qui grossit les villes une cause de fréquence plus grande de la fièvre typhoïde? Qui ignore aujourd'hui que les jeunes gens que leurs études appellent de la province à Paris, et les soldats transportés des campagnes dans les grandes villes, payent très-souvent, et peu après leur arrivée, leur tribut à la fièvre typhoïde?

L'hygiène ne s'est pas encore assez occupée des causes qui produisent cette redoutable affection ; des faits expressifs, mais trop peu nombreux, permettent de supposer qu'elles sortiront bientôt du domaine des influences vagues et mal définies, pour entrer dans celui de causes parfaitement justiciables de l'hygiène. Attribuer la fréquence de la fièvre typhoïde à l'imprégnation vaccinale, c'est tout simplement montrer combien on est peu exigeant dans le choix des arguments, quand il s'agit d'étayer une thèse à laquelle on tient.

Du reste, si la variole préservait jadis de la fièvre typhoïde, comme l'ont prétendu les antagonistes contemporains de la vaccine, elle a singulièrement dégénéré sous ce rapport. Au moment même où se produisait cette assertion, que la diminution de la variole augmentait les fièvres typhoïdes, M. Barth observait quatre sujets non vaccinés et marqués de la petite vérole, qui avaient des fièvres typhoïdes nettement, caractérisées, et l'un d'eux succombait à cette affection. Cet antagonisme prétendu entre la variole et la fièvre typhoïde est donc une pure imagination, et le vaccin n'a rien de commun avec la production de cette maladie.

7. — Elle est étrangère à l'accroissement du nombre des phthisiques

Ce qui a été fait pour la fièvre typhoïde, on ne l'a pas négligé non plus pour la phthisie, et ces deux fléaux ont été attelés ensemble au char qui allait en guerre contre la vaccine.

Il n'est que juste de reconnaître que le choix n'était pas mauvais. Les deux maladies, la dernière surtout, appauvrissent l'humanité dans son élément jeune et productif; elles atteignent l'adolescent au moment où l'on va recueillir le prix d'une éducation laborieuse ; elles sont, à juste titre, l'effroi des familles : on ne pouvait rien évoquer qui les impressionnât davantage ; on ne pouvait non plus rien imaginer de plus hypothétique ou plutôt de moins vraisemblable. Et ici on alléguait deux modes d'influence du vaccin : ou bien il affaiblissait l'économie et la plaçait dans des conditions favorables à l'éclosion d'un germe héréditaire de phthisie ; ou bien le vaccin pris sur un enfant tuberculeux devenait le véhicule de ce germe. Des deux côtés, l'opinion est insoutenable. Il n'y a qu'un fait de vrai dans cette allégation aussi gratuite qu'imprudente : c'est l'accroissement réel du nombre des phthisiques à notre époque ; mais, quand on examine cette question sans parti pris, on ne voit pas en quoi ce fait pourrait être imputé, même partiellement, à l'influence de la vaccine. N'y a-t-il pas dans les conditions fiévreuses, surexcitées, anormales, de la vie actuelle ; dans l'entraînement abusif du cerveau et des sens ; dans les conditions où se font trop souvent les mariages, des raisons plus plausibles de la fréquence croissante de la phthisie, sans qu'on ait à faire intervenir la vaccine, qui n'en peut mais ? Les familles peuvent se rassurer et porter leur sollicitude ailleurs.

8. — Elle ne transmet ni la scrofule ni les dartres

Ce qu'on a dit de la fièvre typhoïde et de la phthisie, on l'a dit aussi, mais plus timidement, de la scrofule et des dartres, et on les a considérées comme susceptibles d'être transmises par le vaccin. Il n'en est rien. La scrofule ne se transmet que par l'hérédité, elle ne s'inocule pas ; et du vaccin de bonne qualité par ailleurs, et pris sur un enfant scrofuleux, est et restera parfaitement inoffensif. Il est utile, sans doute, pour ménager l'impressionnabilité des mères, de choisir un vaccin puisé dans d'autres conditions, mais il ne s'agit ici que d'un intérêt purement moral.

Quant aux *dartres,* expression confuse, mal définie en médecine et au dehors, sous laquelle on désigne diverses maladies de la peau, le plus habituellement sèches, assez souvent héréditaires, quelquefois contagieuses, leur inoculation par le vaccin n'a été démontrée par personne, et il n'y a que dans le cas où ces maladies de peau seraient l'expression d'une affection spéciale qu'il y aurait lieu d'y voir un danger ; c'est affaire de distinction médicale, et non pas de répugnance irraisonnée.

9. — Elle n'a de dangers qu'entre des mains inhabiles ou négligentes

Mais, dans ces derniers temps, la crainte de voir le vaccin servir de véhicule à des germes de maladie a pris un caractère mieux articulé et plus scientifique, à propos de faits incontestables (s'ils sont minimes en les comparant au nombre immense des vaccinations), et desquels il résulte que la vaccination *mal faite* peut introduire dans le sang des enfants un poison qui est le fruit habituel de la débauche. Ici, il n'y a pas à nier, mais il y a à restreindre cette éventualité à ses proportions réelles et à démontrer que ce danger, quelque peu probable qu'il soit, pourra être *complétement écarté* quand on le voudra bien.

Là est, en effet, la question. Nier que cette infection ait eu lieu quelquefois par le vaccin est impossible ; à quelque critique que l'on soumette les faits, quelque exigeant que l'on se montre pour en admettre l'authenticité et la valeur, ce qu'il en reste est plus que suffisant pour montrer qu'il y a là un danger réel, *mais qu'on peut toujours éviter quand on sait s'y prendre.*

10. — Son innocuité est si bien reconnue, qu'elle est obligatoire dans plusieurs pays. Devons-nous faire comme eux?

Les avantages de la vaccine sont tellement évidents pour tout esprit impartial, et la possibilité de se mettre à l'abri des inconvénients qu'on lui reproche est si manifeste, que des législatures étrangères n'ont pas craint d'édicter *l'obligation de la vaccine,* et cela dans des pays où le respect de la liberté individuelle est poussé jusqu'au scrupule. En Angleterre, *l'obligation* et la *gratuité,* réunies ou isolées, fonctionnent au grand avantage des populations, qu'elles protégent, un peu malgré elles, contre les ravages de la variole. L'*act* du Parlement de 1867 a bien soulevé des récriminations, que les efforts de l'*Anti-Compulsory League* ont habilement exploités; mais l'esprit si pratique des Anglais a pris sous sa protection cette mesure législative, pour si vexatoire qu'elle soit au point de vue général de la liberté, et elle entre peu à peu dans les mœurs. Les journaux anglais enregistrent, dans chacun de leurs numéros, des verdicts de coroners qui condamnent à une amende des pères de famille qui se sont affranchis, par négligence ou par répulsion, de l'obligation qui leur est imposée légalement de faire vacciner leurs enfants, et ces faits ne soulèvent jamais que des résistances isolées.

L'obligation édictée par la loi anglaise ne s'applique qu'aux enfants, de la naissance à dix ans. Elle perd, dès lors, une partie de son caractère tyrannique; ici on peut invoquer, en effet, et à bon droit, l'ingérence très-légitime de la loi dans les rapports du père avec l'enfant, pour protéger celui-ci contre les sévices de l'abandon ou du mauvais vouloir.

On a été plus loin, et un médecin anglais, Robert Turner, a demandé nettement, comme moyen d'éteindre la variole, la vaccination ou la revaccination de toute personne non préservée, quel que soit son âge. Ici on se heurterait à une répugnance réfléchie et personnelle, fausse sans doute, mais consciente d'elle-même ; et d'ailleurs l'Etat, bornant son action aux dix premières années de la vie, arrivera à la longue à ce résultat d'une imprégnation vaccinale de la population tout entière.

Du reste, d'autres pays de l'Europe ont, avant l'Angleterre, fait entrer légalement dans la pratique l'*obligation vaccinale*. En Autriche, la loi donne le droit de séquestration contre les personnes qui refusent de se faire vacciner ; les lois hanovriennes frappent ce délit de l'amende et de la prison ; en Suède, il y a une graduation corrective qui commence par une réprimande devant les magistrats et se transforme en une amende progressivement élevée. En 1847, le sultan a rendu un décret qui rendait la vaccine obligatoire pour tous les nouveau-nés. Je n'affirmerais pas, et pour cause, qu'il ait reçu son exécution. En Autriche, en Prusse, en Bavière, la loi exige de ceux qui contractent mariage l'exhibition d'un certificat de vaccine, etc.

En France, le principe de l'obligation du vaccin susciterait, dit-on, un esprit de résistance et d'éludation qui lasserait la vigilance des magistrats et nuirait, en définitive, aux progrès de la vaccine. Il faut, objecte-t-on aussi, prendre les peuples comme ils sont et agir en conséquence avec eux. Les Anglais ont le respect de la loi, nous avons le zèle de la contravention ; ils voient le fond d'une question pratique, nous n'en voyons souvent que la surface ; ils jugent, nous sentons. Ce qui leur convient, dès lors, nous messiérait souvent. Leur *Anti-Compulsory League* déclame et écrit contre la vaccine obligatoire ; mais c'est une agitation innocente, qui ne fera jamais grand mal à la découverte de Jenner, et qui lui rend plutôt service en lui rappelant que le vaccin n'est pas infaillible, et que sa valeur, comme, du reste, celle de toute chose, dépend un peu de la façon dont on s'en sert.

Malgré mon respect absolu pour tout ce qui touche à la liberté individuelle, et malgré ma conviction profonde que le peuple est mieux protégé par l'instruction que par des règlements, je ne répugnerais nullement, pour mon compte, aux principes de l'obligation et de la gratuité vaccinales, si l'on voulait les appliquer sérieusement chez nous. Ici, comme en une foule de points, la liberté de chacun est limitée naturellement et légitimement par le respect des intérêts d'autrui, et parce qu'il plaît à mon voisin du premier ou du second étage de méconnaître les avantages de la vaccine et d'ouvrir son esprit à des préventions absurdes, je ne vois pas qu'il soit bien légitime qu'il m'expose, moi ou les miens, aux chances d'une contagion dont il est, dans sa personne ou dans celle de ses enfants, l'origine volontaire et préméditée.

On en viendra peut-être là lorsque l'émotion populaire soulevée par les calomnies dont le vaccin est l'objet sera calmée ; mais, en attendant, il faut que les administrations publiques et privées, et tous les hommes ayant autorité sur des agglomérations groupées en hiérarchie, fassent de la vaccination et de la revaccination une obligation expresse (*).

En résumé : 1° diminution de la mortalité générale sous l'influence du vaccin ;

2° Bénignité relative des petites véroles qui surviennent chez les sujets qui ont été vaccinés ;

3° Moindre fréquence de la cécité et de la surdité ;

4° Conservation incontestable de la beauté :

Voilà le bilan des avantages qu'offre la vaccine, et qu'elle offre gratuitement.

Les dangers de voir la fièvre typhoïde et la phthisie prendre la place de la variole ; ceux de la transmission de diverses maladies de l'enfant qui fournit le vaccin à celui que l'on vaccine, sont donc ou purement imaginaires ou singulièrement grossis. On peut affirmer en tout cas qu'une vaccination bien faite, et dans les conditions que nous énumérerons plus loin, est *la plus salutaire et la plus inoffensive* des pratiques.

NE PAS FAIRE VACCINER SES ENFANTS, C'EST COMMETTRE ENVERS EUX UN SÉVICE VÉRITABLE, SI CE N'EST UN INFANTICIDE PAR OMISSION : rien de plus, rien de moins.

Faisons donc vacciner nos enfants du mieux que nous pourrons, et le plus tôt qu'il nous sera possible ; mais ne les croyons pas préservés à tout jamais, et faisons-les revacciner *tempore opportuno*. C'est une seconde question à examiner.

(*) Au dire de Marc d'Espine, la mortalité par variole, qui, dans l'Autriche supérieure et à Saltzbourg, était de 46 °°/₀₀ de la mortalité générale, s'est abaissée à 35 sous l'influence de l'obligation vaccinale. A Londres et à Glascow, avant l'obligation, la mortalité par variole était trois et six fois plus considérable qu'à Bruxelles, Copenhague et Berlin, où la vaccination était obligatoire (*loc. cit.*).

II

FAUT-IL SE FAIRE REVACCINER?

Telle est la question qu'on se pose généralement aujourd'hui un peu partout, et qui ne manque pas d'assaillir le médecin en quelque lieu qu'il paraisse.

1. — Le vaccin n'est pas infaillible

Le vaccin a traversé, comme toutes les grandes découvertes, une période d'enthousiasme bien justifiable sans aucun doute; puis est venue une période d'examen critique qui a abouti, comme de raison, à un dénigrement un peu systématique. Dans le principe, il était infaillible; les cas où l'apparition ultérieure d'une variole trouvait sa puissance en défaut étaient considérés comme des exceptions à mettre à la charge d'une vaccination mal pratiquée; mais, le prestige s'affaiblissant, il a bien fallu ouvrir les yeux à l'évidence et reconnaître que la préservation vaccinale n'a nullement un caractère absolu et indéfini, qu'une seule vaccination ne donne pas de garanties suffisantes, et qu'il est bon de revenir une ou plusieurs fois à cette pratique.

Les varioles après vaccination sont sans doute relativement rares, mais c'est précisément pour cela qu'elles sont plus particulièrement remarquées. Dix petites véroles chez des sujets non vaccinés passent inaperçues, comme chose naturelle; une seule petite vérole observée chez un homme vacciné antérieurement sera soigneusement ramassée, pour servir d'argument contre la faillibilité de la vaccine. C'est en réalité une mauvaise querelle.

La petite vérole est susceptible de récidiver. Jenner admettait cette possibilité ; une foule d'auteurs ont cité des exemples authentiques de récidive, et on a même pu évaluer à 1 vingtième environ la chance qu'a un varioleux de voir plus tard cette affection se reproduire (*). La petite vérole n'échappe pas plus que la rougeole et la scarlatine à ces dérogations accidentelles à une loi qui n'en conserve pas moins un caractère très-général. Pouvait-on raisonnablement espérer que la vaccine eût, pour préserver de la variole, une puissance plus grande que la variole elle-même ? Non, sans doute, et il n'y a eu de mécompte que parce qu'on s'était endormi gratuitement dans une sécurité exagérée.

Ce qui est vrai, et ce qui suffirait seul pour justifier la nécessité de la vaccine, c'est la bénignité relative de ces varioles qui sont mitigées par la vaccine. Il n'est pas d'année qui n'en donne la démonstration la plus consolante. Une épidémie observée tout récemment à Sault (Vaucluse) et décrite avec talent par M. Béraud, de Carpentras (**), m'en apporte aujourd'hui même une preuve péremptoire. La mortalité d'ensemble a été de 1 sur 8 à peu près : celle des vaccinés a été de 1 sur 14, celle des non-vaccinés de 1 sur 5 environ. La vaccine a donc sauvé les deux tiers des sujets qui ont subi cette atteinte épidémique. Que veut-on de plus ? Le médicament le plus sûr,

(*) Bousquet, *Traité de la vaccine.*
(**) Béraud, *Une épidémie de variole. — Montpellier médical*, décembre 1870, pag. 513.

le quinquina par exemple, n'a pas pour guérir la moitié de l'efficacité qu'à le vaccin pour préserver. Admirons donc le bienfait de Jenner, mais n'en exagérons pas la portée. C'est une bonne armure, mais elle a ses défauts, et il faut, dans l'intérêt de sa sûreté, la renouveler quand elle s'use.

M. Serres, dans le mémorable rapport qu'il a lu à l'Académie des sciences, en 1845, sur le concours pour les prix de médecine et de chirurgie de la fondation Montyon, a dit à ce propos : « La variole après vaccine n'est ni un fait nouveau ni un fait inattendu. Ce n'est pas un fait inattendu, par la raison que la science avait constaté depuis longtemps qu'il est des personnes, et même des familles entières, qui sont affectées plus d'une fois par la variole naturelle ; par la raison qu'après l'inoculation de la variole, on avait souvent observé des récidives de cette maladie ; par la raison, enfin, que Jenner avait constaté lui-même que les personnes occupées à traire les vaches pouvaient contracter deux fois le cow-pox naturel et même la variole par inoculation. Comment espérer que la vaccine serait un préservatif plus puissant que n'est la variole inoculée, plus puissant que le cow-pox lui-même ? N'était-ce pas trop exiger ? » — Assurément.

Le développement d'une variole, chez un sujet qui a été vacciné, peut tenir à des causes diverses :

1° A la nature du vaccin employé ;

2° A l'époque éloignée de l'inoculation vaccinale ;

3° A des modifications de la santé méconnues dans leur nature, qui affaiblissent ou font fléchir brusquement l'immunité procurée par le vaccin ;

4° A la violence inusitée des germes de petite vérole qui triomphent d'une résistance vaccinale ordinaire;

5° Enfin à des particularités tout individuelles de santé ou de tempérament, qui assignent une durée très-courte à une vaccination en apparence parfaitement réussie.

Je ne parle pas ici des vaccinations mal faites ou mal surveillées; les personnes qui sont dans ce cas rentrent, au point de vue du résultat, dans la catégorie de celles que la variole surprend sans qu'elles aient été vaccinées.

Le vaccin est toujours, en apparence, identique à lui-même; l'œil n'y voit qu'un même liquide, transparent, filant, gommeux; mais l'organisme vacciné va plus loin dans cette analyse délicate : il y trouve des différences de qualité préservatrice que rien ne permet de pressentir; et, si l'on pouvait réaliser le rapprochement de deux santés absolument identiques et qu'on les réactionnât par le même vaccin, on créerait sans doute des conditions de préservation qui ne seraient les mêmes ni pour le degré, ni pour la durée.

Je suis convaincu que tel vaccin peut préserver plus efficacement et plus longtemps que tel autre, et cela par des conditions *intrinsèques* et qui échappent à toute constatation directe. De même que des hommes placés dans des circonstances en apparence identiques vieillissent plus ou moins vite, de même un vaccin peut arriver avant tel autre à la sénilité, c'est-à-dire à la fin de sa fonction préservatrice. Nous avons heureusement la revaccination qui complète ces garanties, en même temps qu'elle sert de pierre de touche.

On ne fait intervenir d'ordinaire, pour expliquer ces différences, que la diversité des terrains organiques où l'on sème le vaccin. Cette explication est recevable s'il s'agit du même vaccin ; elle ne l'est plus s'il s'agit de deux vaccins d'origine distincte. Ici, les graines peuvent varier de nature comme les terrains, et c'est ce qui arrive vraisemblablement dans un bon nombre de cas. Il serait bien curieux, à ce propos, de suivre les résultats de huit ou dix vaccinations pratiquées avec un même vaccin, et de voir s'il n'y a pas une certaine ressemblance dans la façon dont tous ces vaccinés se comportent ensuite dans une même épidémie de variole. Cette étude intéressante est toute à faire.

La santé est un équilibre extrêmement mobile et, par suite, c'est un réactif très-changeant. Elle n'est pas aujourd'hui ce qu'elle était hier, elle ne sera pas demain ce qu'elle est aujourd'hui. Des graines demeurées inertes pendant plusieurs années dans un sol, parce que, sur les huit ou dix conditions qui doivent les faire germer, il en a manqué jusqu'ici deux ou trois, peut-être une seule, lèvent dès que la réunion fortuite de ces conditions est opérée ; de même, et par opposition, la graine une fois germée meurt et disparaît, si les conditions complexes de son évolution ultérieure viennent à lui manquer. Le vaccin est dans ce cas, et il peut disparaître dans le tourbillon des modifications physiologiques qui sont l'essence même de la santé et de la vie. J'étais préservé dans telle formule de ma santé passée, je ne le suis plus dans les conditions de ma santé présente ; je suis impuissant à expliquer le fait, je le constate ; le vaccin est resté ce qu'il était, mais j'ai changé, et cela suffit pour que je sois devenu vulnérable à la petite vérole.

Il faut aussi invoquer le degré de virulence de l'épidémie. Si l'on est armé comme huit, on résistera à une agression représentée par la série des chiffres au-dessous; on succombera à une agression représentée par ceux qui sont au-dessus.

En vérité, ce fait de la faillibilité de la vaccine est si naturel, si conforme aux prévisions raisonnables, qu'il y aurait lieu de s'étonner qu'il n'existât pas. Il fallait s'y attendre et ne pas partir de là pour faire à la vaccine une guerre inqualifiable. Il suffit, pour la venger, de se rappeler que les vaccinés (et Dieu sait si beaucoup le sont imparfaitement) meurent 16 fois moins de la petite vérole (les statistiques anglaises le prouvent) que ceux qui n'ont pas été vaccinés. Voilà des états de service fort respectables et qui auraient dû tenir en respect le dénigrement. Là où éclatent tant de vertus, pourquoi s'arrêter à des défaillances clairsemées?

Je ne crois nullement que le vaccin a dégénéré. Le vaccin humain vaut ce qu'il valait, mais nous vaccinons moins bien qu'on ne vaccinait jadis. Ne déplaçons pas la responsabilité ; ce ne serait ni juste ni prudent.

Le vaccin n'a nullement subi une dégénération quelconque, depuis le jour mémorable où Jenner vaccina le jeune Phipps. C'est un fait positif; mais cette pratique, que dès le début on entourait de soins méticuleux, est sortie un peu aujourd'hui du domaine strictement médical; on vaccine un peu partout, un peu au hasard, un peu n'importe comment, d'une façon rapide, distraite ; on regarde la pustule sans trop regarder l'enfant qui va fournir du vaccin ; on n'est pas assez soucieux de l'âge de cette pustule, circonstance à laquelle Jenner attachait une importance qui ne me paraît nullement exagérée, et de là une préservation ou nulle, ou très-relative. Mieux vaut certainement n'avoir pas été vacciné ou revacciné que de l'avoir été mal ou imparfaitement ; on échappe au moins aux périls d'une fausse sécurité dans le premier cas ; on se défie.

Dans l'état actuel des choses, la nécessité des revaccinations est évidente. Si elles ne réussissent pas, alors qu'elles ont été pratiquées correctement, *c'est-à-dire de bras à bras, par un médecin instruit, et avec du vaccin d'enfant,* il faut considérer la préservation de la première vaccine comme non.éteinte ; si des boutons se développent, c'est une garantie temporaire, mais utile, et il est bon de ne pas la dédaigner.

Les revaccinations sont certainement moins indispensables qu'une première vaccination, puisque celle-ci mitige et modifie le virus de la petite vérole, et la transforme d'ordinaire en varicelles peu dangereuses ; mais encore ne trouve-t-on de sécurité absolue qu'en joignant le bénéfice des revaccinations à celui d'une première vaccine.

La nécessité des revaccinations est-elle récente, ou bien existait-elle dès les débuts de la vaccine ? Jenner exagérait évidemment (et il était bien excusable) quand il croyait à la préservation absolue. De son temps comme du nôtre, on était *probablement,* mais non *sûrement,* préservé quand on avait subi la vaccination. Je crois, toutefois, que la *vaccination* est plus faillible maintenant qu'elle ne l'était au commencement de ce siècle ; mais il ne m'est pas démontré que le *vaccin* vaille moins que jadis. Toute la question pratique me paraît renfermée dans l'opposition intentionnelle de ces deux mots, que je souligne à dessein.

Je ne saurais avoir l'intention de surcharger de chiffres un causerie destinée aux familles ; mais cependant ceux que j'ai à produire ici ont une force de démonstration qui ne me permet pas de les passer sous silence.

En 1841, Lohmeyer avait obtenu 52 succès de revaccination sur 100 individus antérieurement vaccinés.

En 1853, on a pratiqué en Prusse 44,652 revaccinations. Sur ce nombre, 32,642 individus seulement avaient des cicatrices vaccinales régulières ; les autres avaient des stigmates douteux ou nuls, quoiqu'ils déclarassent avoir été vaccinés dans leur enfance. La revaccination réussit 69 fois sur 100. Il s'agissait d'adultes. Plus de la moitié des revaccinés étaient donc sous la menace de la variole et n'avaient plus qu'un *vaccin usé*.

Que conclure de ces chiffres, si ce n'est la règle de prudence que, la vaccine perdant, à la longue, son action préservatrice, il faut se faire revacciner avant que les garanties qu'elle a données aient cessé.

2. — La Revaccination est nécessaire quand la Vaccination initiale n'a laissé que des stigmates incomplets

Les revaccinations sont de rigueur quand un examen attentif ne permet pas de constater l'existence sur les bras de trois ou quatre cicatrices caractéristiques. Les certificats de vaccine ne donnent à ce propos que des garanties équivoques et ne doivent nullement dispenser d'une constatation directe. On sait, en effet, que, s'ils ont parfois de la valeur médicale, ils sont aussi bien souvent l'expression d'une formalité hâtivement remplie..

Et, à ce propos, je demanderais que ces certificats fussent imprimés et présentassent un cadre de renseignements que le médecin vaccinateur n'aurait plus qu'à remplir. Voici les détails qu'il devrait contenir : nom de l'enfant, — date de la vaccination, — nombre et siége des piqûres, — régularité ou irrégularité de l'évolution vaccinale, — nature du vaccin inoculé (vaccin d'enfant, vaccin animal), — vaccination de bras à bras ou avec du vaccin sur plaques (*).

En cas de doute, il faut agir comme si la vaccination n'avait pas été faite ou n'avait pas réussi.

3. — Le fait d'une éruption variolique antérieure ne dispense pas d'une Revaccination

Le fait d'une éruption variolique antérieure ne donne qu'une sécurité équivoque. Il peut se faire, en effet, et cela arrive souvent, qu'on gratifie du nom de *petite vérole* une simple *varicelle,* dont le pouvoir préservateur est médiocre ou nul, et qu'on s'endorme dans une fausse sécurité.

Je comprends bien qu'on ne revaccine pas quand le visage porte les traces indéniables d'une variole confluente ; mais le plus habituellement il s'agit d'une *petite vérole volante,* ayant laissé peu ou point de traces. Cette question, soulevée en 1866 devant la Société médicale

(*) Dans mon *Livret maternel,* j'ai consacré un feuillet à l'inscription des détails relatifs à la vaccine. Je ne puis que conseiller aux mères de les consigner soigneusement. Cette précaution est d'un intérêt réel. — Voy. *Livret maternel pour prendre des Notes sur la santé des enfants.* — Paris 1869. Br. in-18° de xiii-50 pages, page 11.

des hôpitaux de Paris, a été très-nettement jugée. Si la *variole* après vaccination peut dispenser d'une re-vaccination, la *varioloïde* n'a qu'une vertu préservatrice probable, mais non certaine ; quant aux *varicelles,* qui sont le résultat d'une sorte de lutte entre le principe de la variole et le vaccin, elles doivent être considérées comme ne donnant aucune garantie sérieuse, et il faut revacciner comme si elles n'avaient pas existé.

4. — Il faut revacciner à dix ans, à vingt ans, à quarante ans

Des petites véroles volantes peuvent se montrer chez les enfants vaccinés et pendant la première période dé-cennale de leur vie, mais elles sont peu graves, et il n'y a pas à en tenir compte. Je pense donc que, quand un enfant a été vacciné avec succès, il faut attendre l'âge de dix ans pour le revacciner. Des revaccinations plus précoces ont démontré à M. Marc d'Espine qu'on n'obtenait que des boutons imparfaits, quand l'échec n'était pas absolu.

Faut-il s'en tenir là ? Je ne le pense pas. Sans doute, une bonne vaccine et une bonne revaccination donnent de grandes chances d'immunité ; mais ce n'est pas assez, et je conseille deux revaccinations, l'une à vingt ans, l'autre à quarante ans. Là où elles ne serviront pas de garanties, elles serviront de pierre de touche et inspireront de la sécurité. Il ne faut pas oublier que la période de vingt à vingt-cinq ans est celle qui fournit la plus grande mor-talité par variole et qu'il faut l'aborder bien armé.

5. — Au delà de quarante ans, il ne faut revacciner une quatrième fois qu'en temps d'épidémie violente

La nécessité des revaccinations chez les gens âgés est

un fait bien démontré. Si les varioles des vaccinés qui ont dépassé l'âge de soixante ans sont plus souvent mortelles que celles des gens plus jeunes, cela tient un peu, sans doute, à de moindres ressources organiques, mais surtout à ce que la vaccine de l'enfance a complétement épuisé son action, et de là la nécessité de revenir à cette pratique. Toutefois, et comme il y a une limite à tout, je crois qu'après la revaccination de quarante ans on peut se croire en complète sécurité, et qu'une quatrième revaccination après cinquante ans ne serait justifiée qu'en temps d'épidémie violente, et pour calmer une pusillanimité excessive.

En résumé, je conseille la revaccination aux époques suivantes : 1° à dix ans, 2° à vingt ans, 3° à quarante ans. Chez les gens plus âgés, il n'y a lieu de pratiquer une quatrième revaccination que s'ils sont dans le foyer d'une épidémie variolique très-grave, et si leur devoir et leur position les obligent à y rester.

En réalité, quand on songe aux garanties si précieuses que fournit, en la renouvelant, une opération si bénigne, et quand on voit les gens se les refuser de gaîté de cœur, on se prend à faire des réflexions mélancoliques sur l'inconséquence humaine.... sur la mienne comme sur la vôtre.

Les revaccinations ne fussent-elles pas aussi nécessaires et aussi inoffensives qu'elles le sont réellement, il y aurait encore à faire ressortir leur utilité morale pour resserrer les liens d'une solidarité que la peur de la contagion relâche quand elle ne les brise pas. Les gens qui ont toutes les vertus, mais qui, suivant le mot incisif d'Alph. Karr, « manquent totalement d'imprudence », trouveront dans la sécurité que leur inspirera une re-vaccination le courage de soigner leurs varioleux, et les médecins assisteront moins souvent à ces défaillances morales qui les attristent.

III

COMMENT DOIT-ON SE FAIRE VACCINER ET REVACCINER?

Les conditions dans lesquelles l'on vaccine ou l'on revaccine assurent l'innocuité et l'efficacité de cette double pratique. Ce que nous avons dit plus haut montre tout le prix que nous attachons à bien arrêter dans l'esprit des familles les détails essentiels à la réussite de cette double opération. Il est à peine besoin de leur faire remarquer que nous n'avons nullement l'intention de leur apprendre à *vacciner,* mais simplement de leur apprendre à se *faire bien vacciner,* ce qui est tout différent. Éveiller la sollicitude éclairée des familles sur cet intérêt et les engager à en commettre le soin aux médecins, tel est notre but, et nous ne saurions raisonnablement en avoir un autre.

Il faut vacciner le plus tôt possible, — on peut vacciner sans inconvénient dès la naissance, — on peut vacciner avec un égal succès dans toutes les saisons, — les périodes de dentition ne doivent pas empêcher de vacciner, s'il y a urgence à le faire, — il n'y a pas d'âge qui préserve de la variole les sujets non vaccinés, — le vaccin dit animal n'a aucune supériorité sur le vaccin humain, — la vaccination et la revaccination ne peuvent être bien et sûrement pratiquées que par un médecin, — le vaccin bien choisi ne fait courir aucun danger de transmission syphilitique, — le vaccin spontané de la vache, ou cow-pox, doit être soigneusement recueilli et faire souche pour la vaccination humaine, — le vaccin vivant, c'est-à-dire inoculé de bras à bras, doit toujours être préféré au vaccin en tube ou en plaques, — il faut placer dans l'ordre suivant de valeur les vaccins : 1° cow-pox spontané, 2° vaccin humain transmis de bras à bras, 3° vaccin humain transplanté et recueilli sur des génisses, 4° vaccin conservé, récent et de source sûre, — il est prudent de faire un certain nombre de piqûres, — on reste impressionnable à la variole pendant les cinq premiers jours qui suivent la vaccination, — on n'affaiblit nullement la vaccine d'un enfant en lui prenant du vaccin, — les revaccinations reconnaissent les mêmes règles et exigent les mêmes précautions que la première vaccination, — la grossesse et l'allaitement ne sont pas des empêchements à la vaccination ou la revaccination, — il n'y a nul inconvénient et il y a tout avantage à vacciner ou à revacciner en temps d'épidémie, — tels sont les points de pratique qu'il s'agit de justifier aux yeux des familles.

1. — Il faut vacciner le plus tôt possible

Et, tout d'abord, quand faut-il se faire vacciner? Il est facile de répondre à cette question : toute époque est bonne, et la meilleure est celle qui est la plus rapprochée de la naissance.

« L'âge d'élection pour la variole naturelle, dit avec raison M. Marc d'Espine, est le bas âge et l'enfance. Dans les pays où la vaccine n'est pas pratiquée, la variole atteint peu d'adultes. Mais, à mesure qu'une population est plus généralement et plus anciennement vaccinée, la variole atteint une plus forte proportion de vaccines de vieille date et épargne les enfants qui sont protégés par leur récente vaccine. Dans les pays où l'on vaccine depuis longtemps à peu près tout les nouveau-nés, c'est vers vingt à vingt-cinq ans que la variole enlève le plus d'individus, et les enfants y sont bien rarement atteints avant dix ans. (*) »

J'ai relevé, d'après Bousquet, d'un tableau des décès par variole, à Paris, en 1830, 1840 et 1842, et embrassant 1,621 morts, les moyennes suivantes, qui expriment le tribut payé par l'enfance : de la naissance à 10 ans, il y a eu 854 enfants morts de petite vérole, c'est-à-dire que cette période décennale a fourni à elle seule plus de victimes que l'ensemble des cinq périodes qui ont suivi. Et, comme on peut admettre que la variole n'a tué, dans le plus grand nombre des cas, que les enfants non vaccinés, ce chiffre montre de quels dangers les enfants seraient menacés dans cette période de leur vie, s'ils n'étaient préservés par la vaccination. L'âge qui fournit la mortalité la plus considérable est, je viens de le dire, de vingt à vingt-cinq ans. L'habitude des revaccinations reculera encore plus loin, dans l'avenir, cette période de danger maximum.

(*) Marc d'Espine, *Études sur la variole, les vaccinations et les revaccinations, d'après une enquête sur une épidémie qui a régné à Genève et dans le bassin du lac Léman*, en 1858 et 1859.

Le 18e de ce chiffre de décès (91 sur 1,621) a été fourni par des enfants de moins d'un an. En 1853, cette proportion a été évaluée, à Paris, au 14e; et le docteur Seaton a fixé, pour l'Angleterre, au quart de la mortalité d'ensemble par variole les décès par cette maladie constatés chez les enfants de moins d'un an. On peut donc admettre que, sur 12 décès par variole, il y en a 1 avant la première année.

2. — On peut vacciner sans inconvénient dès la naissance

Ces chiffres montrent l'absolue nécessité de vacciner de bonne heure. Ici on se heurte à un préjugé populaire qui retarde jusqu'à six ou huit mois, ou tout au moins jusqu'à une saison *réputée* favorable, l'époque de la première vaccination. Comme les irruptions de la vaccine sont soudaines, il y a à ces lenteurs un danger véritable.

M. Husson, dont l'autorité en matière de vaccine est si considérable, s'est montré grand partisan de la vaccination hâtive pratiquée dès les premiers jours, si ce n'est dès les premières heures de la vie. Ses deux enfants ont été vaccinés l'un à douze heures, l'autre à quatorze heures de leur naissance, et chez tous deux, dit-il, les boutons se sont développés régulièrement et sans accident. Il a renouvelé plusieurs fois ces essais sur des enfants naissants, et en a constaté la parfaite innocuité. Il affirme même n'avoir jamais, dans ces conditions, constaté de fièvre de vaccine. C'est tout au plus si les nourrissons deviennent un peu inquiets, grognons ou somnolents (*).

(*) Husson, *Dict. des sciences médicales*, 1821, tom. LVI, art. VACCINE.

M. Barthez a protesté également contre la routine qui retarde la vaccination; il la croit aussi inoffensive dans les premiers jours de la vie qu'au bout de plusieurs mois, et il fait ressortir la nécessité de faire vacciner les enfants dès la naissance dans les hospices ou les Maternités, comme moyen de prévenir le développement de la variole dans ces établissements. L'inconvénient de retarder de cinq ou six jours leur entrée en nourrice ne saurait être considérée comme un argument sérieux à opposer à l'adoption de cette mesure.

La crainte de voir l'évolution des pustules amener des accidents locaux, tels que l'érysipèle, l'engorgement des ganglions de l'aisselle, les abcès, etc., et s'accompagner d'une réaction générale très-vive, est donc purement théorique; tout au plus faudrait-il conseiller de se servir, pour les enfants naissants, de vaccin humain, qui est *plus doux,* c'est-à-dire qui amène des phénomènes locaux moins intenses que le vaccin de vache. Un peu plus d'intervalle entre les piqûres, la limitation de celles-ci à deux par bras, éloigneraient d'ailleurs toute appréhension de ce genre.

La vaccination pratiquée dans les huit premiers jours de la vie rentrerait dans la catégorie des premiers soins réguliers que le médecin donne à l'enfant, et, grâce à cette habitude, cette inoculation salutaire serait moins souvent omise que quand on la renvoie à une date indéterminée.

Est-il nécessaire d'ajouter que ce qui est de conseil en temps ordinaire est de nécessité absolue en temps d'épidémie de variole? Attendre, c'est exposer gratuitement l'enfant à contracter la petite vérole, et augmenter inutilement pour sa mère les chances qu'elle a de payer elle-même son tribut à l'épidémie.

3. — On peut vacciner avec un égal succès dans toutes les saisons

Un des motifs allégués pour retarder la première vaccination, c'est la répugnance que l'on a à faire vacciner ses enfants pendant les mois d'hiver. J'ai vu des familles attendre placidement le printemps et s'exposer ainsi à des chances de variole. Cette appréhension ne repose sur rien de sérieux. Le vaccin prend dans toute saison ; il est bon en tout temps, et son innocuité est aussi complète en hiver qu'en été. Heureusement la variole est plus rare et tue moins d'enfants en hiver que dans une autre saison (*), mais encore faut-il bien que quelqu'un fasse les frais des exceptions ; il n'est pas prudent de laisser courir cette chance à ses enfants.

Ce préjugé a d'ailleurs un inconvénient public, c'est de tarir les sources de la vaccine et d'obliger à se servir de vaccin sur plaques, c'est-à-dire de vaccin vieilli, quelquefois anonyme et toujours moins sûr. Si une épidémie variolique intense, comme celle qui frappe en ce moment le Midi au milieu des rigueurs d'un hiver exceptionnel, vient à se montrer, on est au dépourvu au moment où elle débute, et l'on est obligé de s'ingénier pour avoir du vaccin. Et de là une précipitation un peu compromet-

---

(*) M. Bousquet a réuni 1,097 cas de décès par variole, répartis entre les divers mois de l'année de la manière suivante : janvier, 20 ; février, 31 ; mars, 41 ; avril, 49 ; mai, 51 ; juin, 62 ; juillet, 99 ; août, 142 ; septembre, 150 ; octobre, 163 ; novembre, 166 ; décembre, 123. Le rapport du mois le moins chargé (janvier) à celui qui l'est le plus (octobre) serait de 1 à 8,15.

tante pour le succès, des retards dont l'épidémie peut profiter, en un mot un préjudice réel.

4.— Les périodes de dentition ne doivent pas empêcher de vacciner s'il y a urgence à le faire

Presque tous les enfants sont vaccinés avant le septième ou le huitième mois, époque ordinaire de l'éclosion de leurs premières dents ; ceux qui ne le sont pas encore doivent être vaccinés immédiatement, fussent-ils en pleine crise de dentition, lorsqu'on est dans une épidémie. En temps ordinaire, il est utile de surseoir pour ne pas compliquer du malaise propre à la vaccine celui qui accompagne l'évolution dentaire, mais avec l'intention de limiter ce délai à l'annonce du premier cas de petite vérole dans la localité qu'on habite.

5.—Il n'y a pas d'âge qui préserve de la variole les sujets non vaccinés

C'est une erreur de penser que les gens âgés qui n'ont pas été vaccinés, et qui n'ont jamais eu la petite vérole, soient, par leur âge, à l'abri de ses atteintes ; on a cité le fait d'un centenaire qui a succombé à cette affection. Il est donc prudent de se faire vacciner quelque âge que l'on ait. Cette précaution doit être étendue, dans une maison jalouse de se préserver de la petite vérole, à tous les serviteurs qui n'ont pas joui du bénéfice d'une première inoculation vaccinale. La variole est souvent importée dans les familles par des domestiques ou des nourrices qui n'ont jamais été vaccinés, ou qui l'ont été mal, ou bien encore qui affirment avoir eu la petite vérole alors qu'il s'agissait d'une varicelle.

6.—La Vaccination et les Revaccinations ne peuvent être bien pratiquées que par un médecin

Cette exigence peut, au premier abord, paraître excessive. La vaccination est, en effet, une opération si usuelle, si simple, si facile, qu'elle semble accessible à tout le monde. Évidemment, la pratique manuelle de la vaccination n'offre guère de difficultés pour qui en a l'habitude. Que l'on introduise assez superficiellement la pointe de la lancette pour que le sang qui sortirait d'une piqûre trop profonde n'entraîne pas le vaccin ; qu'on ait bien soin de ne pas tenir, comme le font les novices, la pointe de l'instrument en haut de telle façon que le vaccin, au lieu d'entrer sous l'épiderme, coule vers la manche de l'opérateur ; qu'on mette entre les piqûres un intervalle suffisant, et qu'on les dispose, s'il s'agit d'une petite fille, de manière à ce que les exigences de la toilette n'en rendent pas plus tard les stigmates apparents, c'est assez ; et, sans plus de mystère ni de compétence, la vaccine prendra si le vaccin est bon et si l'enfant n'est pas réfractaire.

Mais manœuvrer la lancette n'est que la moindre partie de la vaccination. Reconnaître les qualités du sujet vaccinifère ; distinguer les boutons de la vraie vaccine de ceux de la vaccinelle ou fausse vaccine ; déterminer le moment précis, et variable suivant chaque enfant, où les boutons sont mûrs pour fournir un bon vaccin ; en un mot, faire que la vaccine soit efficace et inoffensive, c'est office de médecin et de nul autre.

La loi, en autorisant les sages-femmes à pratiquer la vaccination, a eu la pensée louable de favoriser la diffusion de la vaccine dans les campagnes, mais elle leur a imposé une tâche qui, pour être bien remplie, dépasse certainement leur compétence. Il est bien peu de localités, du reste, où l'on ne puisse recourir à un médecin, et je n'hésite pas à demander que la vaccination rentre légalement dans les attributions exclusives de l'art médical. La présence d'un vaccinateur par canton offre d'ailleurs, gratuitement, cet avantage aux familles qui sont pauvres.

En tout état de choses, je donne au moins le conseil formel de recourir, quand on le peut, à un médecin pour faire vacciner les enfants. Des accidents terribles, imputables à la seule négligence, et dont je vais parler tout à l'heure, ne permettent pas de discuter la légitimité de cette exigence. J'ai assez démontré que je n'appartiens pas à cette médecine jalouse de ses priviléges et ardente à repousser les empiétements, pour que je puisse être considéré comme suspect en produisant cette affirmation ; mais mon libéralisme en cette matière s'arrête là où il flaire un danger grave pour autrui, et c'est ici le cas.

7. — Le vaccin bien choisi ne fait courir aucun danger de transmission syphilitique

Avec quel vaccin faut-il vacciner ? Grave question qui a naguère retenti dans tous les journaux, qui a absorbé la meilleure partie des séances de l'Académie de médecine de Paris pendant l'année 1869, et qui s'est emparée de l'attention publique.

Après avoir accusé bien gratuitement le vaccin d'être le véhicule des germes de la fièvre typhoïde, de la phthisie, de la scrofule, des dartres, etc., ses dépréciateurs étaient réduits au silence, lorsqu'une inculpation, tout aussi grave mais plus fondée, est venue raviver cette croisade. Des faits douloureux ont démontré que la vaccine pouvait être réellement quelquefois le véhicule de la syphilis. La France et l'Italie ont eu leurs victimes du vaccin syphilifère ; c'est incontestable, et le fait de Vannes, fût-il isolé, suffirait pour apporter dans tout esprit calme et non prévenu la plénitude de la conviction. C'est, d'ailleurs, dans mon service de l'hôpital maritime de Cherbourg qu'ont été recueillis sous mes yeux et à mon invitation, par Jules Lecoq, dè si regrettable mémoire, les deux cas les plus probants peut-être de syphilis communiquée à des adultes par des revaccinations mal faites, et je ne comprends pas, à dire vrai, qu'on puisse aussi obstinément fermer les yeux à l'évidence. On défend mieux les intérêts de la vaccine en avouant ces faits exceptionnels, mais en les déclarant imputables, dans tous les cas, à l'incurie ou à l'ignorance, *toujours évitables* par conséquent, qu'en niant l'évidence. Les Anglais se vantent de n'avoir rien vu chez eux de semblable aux faits malheureux observés en France et en Italie et d'avoir su conserver leur vaccin jennerien pur de toute adultération de ce genre : tant mieux pour eux, tant mieux pour le vaccin, tant mieux aussi pour nous, qui pouvons puiser, dans cette remarquable immunité, une preuve que le danger n'existe que quand on veut bien le courir. Elle est de nature, d'ailleurs, à stimuler notre zèle et à porter nos institutions de vaccine à la perfection qu'elles ont atteinte chez nos voisins, et qui est certainement la cause de l'immunité remarquable dont ils ont joui jusqu'ici.

8. — Le vaccin dit animal n'a aucune supériorité sur le vaccin humain bien choisi

Pour se prémunir contre ce péril, on a proposé de remplacer le vaccin d'enfant par du vaccin de génisse. L'exaltation de la nouvelle idole offerte aux hommages du public impliquait naturellement la dépréciation du vaccin ordinaire.

Les partisans du *vaccin animal* ont invoqué, en faveur de leur thèse, l'*invétération,* le vieillissement du vaccin primitif, qui se serait affaibli en traversant depuis Jenner toute une série de générations. Le *bonhomme,* qui a eu de la valeur en son temps, c'est incontestable, paye son tribut à l'âge ; il devient caduc, il radote et il est urgent de lui chercher un successeur. Pas si urgent qu'on le croit, puisque ce vaccin si débile vient, au dire de M. Seaton, de fournir en Angleterre 443 boutons tout à fait types sur 446 piqûres. Un médecin anglais des plus distingués, M. Anstie, a publié sur cette discussion (*) un travail fort remarquable, dans lequel il combat les attaques dirigées contre le vaccin ordinaire. Il montre que les accusations fondées sont imputables à la façon défectueuse dont sont faites les vaccinations ; que le vaccin donne actuellement autant de succès qu'autrefois ; que dans un hôpital spécialement consacré à la petite vérole, à Small-Pox Hospital, il n'y a pas eu depuis trente ans un seul cas de variole chez les *nurses* ou gardes-malades (ce qui implique, en effet, une préservation singulièrement efficace); que, si cet hôpital reçoit actuellement un chiffre

(') *The Vaccination Question* (*loc. ci'.*).

plus élevé de varioles après vaccine qu'il n'en recevait en 1819, il faut tenir compte de l'accroissement énorme de la population, etc.

Non, le vaccin n'a pas vieilli ; il peut encore aujourd'hui ce qu'il pouvait autrefois, et il s'agit moins de le remplacer par du vaccin animal que de revenir aux pratiques judicieuses et attentives que Jenner et ses successeurs avaient inaugurées. L'habitude émousse tout, et nous en sommes arrivés à vacciner avec plus de légèreté et moins de soin qu'à l'époque où l'on était sous l'émotion récente qu'inspirait cette mémorable découverte.

9. — Le vaccin spontané de la vache, ou cow-pox, doit être recueilli soigneusement et faire souche pour la vaccination humaine.

D'ailleurs, il y a deux sortes de vaccin animal : celui que nous inoculons à la vache — c'est le *cow-pox artificiel* — et celui qui se développe spontanément sur elle — c'est le *vrai cow-pox*, celui que s'était inoculé la servante de ferme Sahra Nelms, en trayant ses vaches, et que Jenner recueillit pour inoculer le premier enfant qui ait été vacciné par du vaccin déjà *humanisé*, mais très-près de sa source, puisqu'il n'en était séparé que par une vaccine.

Ce cow-pox spontané ne paraît pas aussi rare qu'on le croyait, comme l'a fait remarquer M. Depaul dans son rapport à l'Académie. On l'a retrouvé déjà plusieurs fois en peu de temps. Qu'on l'utilise quand on le rencontre, mais qu'on ne confonde pas avec lui le vaccin humain communiqué par inoculation à une série de génisses. Rien n'indique que ces deux virus aient la même force de préservation, ni la même aptitude à produire de bons boutons. Les essais tentés à la Maternité sur des nouveau-nés, vaccinés avec du vaccin de génisse, ont montré que ce dernier ne fournit pas plus de cas de réussite que le vaccin ordinaire. Des statistiques ont été produites, attribuant même une supériorité réelle de certitude à celui-ci. On sait l'engouement avec lequel la population parisienne s'est jetée sur le vaccin de génisse et la réaction dont cet enthousiasme a été suivi. Qu'on achète cher le cow-pox spontané, quand on le rencontre, je le conçois ; mais qu'on se mette en frais pour avoir du vaccin humain qui a traversé un certain nombre de génisses et qui n'en vaut pas mieux pour cela, c'est faire acte de prodigalité en même temps que de panurgisme.

Mais le grand argument est celui-ci : avec le vaccin de bras à bras, on court les chances de contracter la syphilis ; rien de semblable à craindre dans une vaccination de génisse à bras.

Une première réponse à faire, c'est qu'il est possible, quoique non démontré, que le passage d'un vaccin syphilifère à travers une ou plusieurs génisses laisse entier le péril, et qu'on ne sépare pas ainsi les deux virus, tuant l'un et laissant vivre l'autre.

En second lieu, on peut affirmer qu'un médecin instruit, choisissant bien l'enfant qui fournit du vaccin, ne peut *jamais* inoculer qu'un bon vaccin ; que, dans ces conditions, *il n'y a pas de transmission syphilitique possible.* Les vaccinations de hasard, pratiquées par des gens incompétents et avec des vaccins anonymes, sont seules responsables de ces accidents *exceptionnels et toujours évitables.*

On peut donc rendre, si on le veut, à la vaccine humaine, toute son efficacité et son innocuité premières.

10.—Le vaccin vivant, inoculé de bras à bras, doit toujours être préféré au vaccin en tubes ou en plaques

Je suis convaincu que le vaccin *chaud, vivant* et *bien inoculé* à un sujet non réfractaire, donnera aujourd'hui des pustules aussi belles, aussi légitimes, et assurera une immunité variolique aussi complète qu'au commencement de ce siècle.

Je ne crois donc pas à l'affaiblissement progressif du vaccin ; mais, comme en ces questions il n'y a jamais de certitude mathématique, j'estime qu'il faut rechercher avec soin, dans les pays agricoles, les cas de cow-pox *spontané* (le vaccin animal inoculé n'est nullement la même chose, je viens de le dire) et faire de chacune des pustules que l'on rencontrera la souche d'une série de vaccinations humaines.

Si le vaccin ne vieillit pas comme race, il vieillit comme individu, ou, pour parler plus exactement, il meurt ; c'est-à-dire que, conservé en plaques ou en tubes, il arrive plus ou moins vite à l'inertie. Le vaccin conservé est un liquide organique ; séparé de la vie dont il est le produit, il subit dès lors toutes les modifications chimiques auxquelles sont en butte les matières qui ont cessé de vivre ; il n'est pas au bout d'un an ce qu'il était au bout d'un mois, ce qu'il était au bout d'une heure, et j'explique les *défaillances* apparentes de la vaccine par la multiplicité des inoculations faites avec du vaccin sur plaques, du vaccin conservé. De même que les viandes de conserve, ayant un aspect d'intégrité apparente, ne sont pas dans l'état chimique où la vie les a laissées, et, conservant leur aspect, leur couleur, leur goût, conduisent cependant infailliblement au scorbut les hommes qui en font leur nourriture exclusive ; de même aussi du *vaccin de conserve* n'est pas du *vaccin vivant*. Et cela est tellement vrai, que ce fluide impressionnable résiste mal aux changements de climats et arrive souvent inerte dans nos colonies, sous l'influence probable de l'activité que la chaleur donne à son altération moléculaire. Si les croûtes de vaccin se conservent mieux que le vaccin ordinaire, c'est que, privées d'eau, elles sont momifiées en quelque sorte, et leur altération chimique est suspendue.

Le vaccin conservé est donc un vaccin *faillible* au point de vue de son aptitude à prendre ; rien ne dit non plus qu'il ait conservé intacte sa puissance primitive de conservation.

11.—Tout vaccin sur plaques qui est anonyme, sans signature, doit être rejeté.

D'ailleurs il peut à ces inconvénients, déjà si graves, joindre celui de l'impureté, quand l'enfant qui l'a fourni n'a pas été examiné complétement par un médecin attentif. On frémit quand on songe à ce que peuvent être certains vaccins *anonymes* circulant sur des plaques qui ont quelquefois passé dans cinq ou six mains, recueillis ici par des sages-femmes inattentives, là par des praticiens trop confiants ou trop pressés. C'est ce vaccin dangereux qu'il faut supprimer pour le remplacer par du vaccin *signé,* c'est-à-dire tenu d'une source sûre, qu'elle soit médicale ou académique. Dans ces conditions, tout danger disparaît, la sécurité est absolue. Quand on a été vacciné ou revacciné avec du vaccin sur plaque, il serait donc dangereux, si les boutons n'ont pas pris, de se considérer comme réfractaire à la vaccine et par suite à la variole. C'est une opération à recommencer avec du vaccin de bras à bras. Si elle est bien faite et qu'on n'obtienne rien, on peut se tenir alors dans une sécurité complète.

12. — Il faut placer dans l'ordre suivant de valeur les vaccins : 1° cow-pox spontané ; 2° vaccin humain transmis de bras à bras ; 3° vaccin humain transplanté sur des génisses ; 4° vaccin conservé récent et de source sûre.

En résumé, le cow-pox spontané, puisé directement ou par l'intermédiaire d'un nombre relativement petit de transmissions humaines, donne la plus grande somme de garanties.

Je place en seconde ligne le vaccin humain transmis de bras à bras et par un médecin.

En troisième lieu vient le vaccin animal, c'est-à-dire le vaccin transplanté de l'homme sur les génisses.

En quatrième lieu, le vaccin conservé, mais récent, et puisé à une source sûre.

Quant à ces drogues qu'un illuminisme honnête sans doute, mais meurtrier, ou un charlatanisme impur offrent à la crédulité publique pour remplacer le vaccin, on ne saurait signaler trop énergiquement les dangers d'un pareil leurre. Il n'y a qu'un vaccin, et, quelque libérale que la Providence se montre envers nous, il est peu probable qu'elle nous en donne jamais un second. O quatrième page des journaux ! qui saura jamais ce que tu coûtes à la vie humaine ?

13.— Il est prudent de faire un certain nombre de piqûres

Bien que cette brochure s'adresse exclusivement aux familles et que la détermination du nombre de piqûres à pratiquer incombe au médecin seul, il est important cependant que les intéressés soient fixés sur la solution pratique à donner à cette question. Les premiers vaccinateurs pensaient qu'un seul bouton bien réussi suffisait pour préserver de la variole. « Une simple pustule, disait » à ce propos Jenner dans l'instruction populaire qu'il » avait rédigée, une simple pustule suffit pour mettre » l'individu à l'abri de la petite vérole; mais, comme on » n'est pas toujours certain que la piqûre aura son effet, » il sera prudent d'inoculer les deux bras ou de faire » deux piqûres sur le même bras, à environ un pouce » et demi de distance l'une de l'autre, excepté dans la » première enfance, très-susceptible d'une irritation lo-» cale (*). »

Husson recommandait de faire deux piqûres à chaque bras pour multiplier les chances de réussite. Aujourd'hui on a l'habitude de faire de quatre à six piqûres. J'ai dit plus haut que le premier nombre suffit si l'on se sert du cow-pox; mais, avec le vaccin d'enfant, trois piqûres peuvent être et sont ordinairement pratiquées à chaque bras. Chez les petites filles, il vaut mieux les disposer sur une ligne horizontale que verticalement, afin que les cicatrices ne deviennent pas apparentes dans certaines conditions de costume. Telle est la pratique généralement suivie. Donne-t-elle des garanties suffisantes ? Un médecin

(*) Edward Jenner, *Instructions pour l'inoculation de la vaccine.*

américain, le docteur Eikhorn, ne l'a pas pensé, et il a préconisé la multiplicité des piqûres. Un relevé statistique emprunté à Marson, par le docteur Anstie, semblerait confirmer cette manière de voir. Étudiant la mortalité par variole dans diverses conditions chez les vaccinés, il a trouvé qu'elle est représentée, sur 1000 cas de variole, par 77 pour ceux qui ont une cicatrice ; par 47 pour ceux qui en présentent deux ; par 19 pour les sujets ayant trois cicatrices ; par 5,5 pour des personnes ayant eu quatre ou un plus grand nombre de piqûres.

Ces chiffres donnent à réfléchir ; ils montrent qu'il faut revacciner de bonne heure les enfants qui n'ont eu qu'un ou deux boutons, et que le chiffre maximum de 6 est très-suffisant.

Ne faire qu'une ou deux piqûres diminue les chances de préservation, et cette pratique a, d'ailleurs, l'inconvénient de fournir une moindre somme de vaccin à répandre.

14. — On reste impressionnable à la variole pendant les cinq premiers jours qui suivent la vaccination

Il est important que les familles soient fixées à ce sujet, pour prendre des précautions contre la contagion en faveur des enfants qui viennent d'être vaccinés, ou bien pour s'en affranchir.

Des expériences précises ont jeté sur ce point une lumière décisive. Au début de la vaccine, on a expérimenté l'inoculation de la variole sur des enfants vaccinés. Ces essais ne seraient nullement licites aujourd'hui ; ils l'étaient complétement à l'époque d'indécision où les meilleurs esprits se partageaient entre la méthode ancienne de l'inoculation et la méthode nouvelle de la vaccination. Mongenot, Jadelot, Woodwille, ont fait des expériences à ce propos ; M. Bousquet, les interprétant, a fixé à 5 jours la période pendant laquelle les enfants vaccinés demeurent impressionnables à la variole. M. Kulhn, de Strasbourg, est arrivé au même résultat par une autre méthode. Revaccinant des enfants le 2ᵉ, le 3ᵉ, le 4ᵉ jour après une première vaccination, il a obtenu des boutons ; le 5ᵉ jour, des boutons se produisirent dans la moitié des cas ; le 7ᵉ, le 8ᵉ, le 9ᵉ et le 10ᵉ, insuccès complet (*).

L'observation, enfin, a démontré des cas de variole 6, 7, 8, 9, 10, 13 jours après le vaccin. Si l'on retranche de ces chiffres la durée d'une période d'incubation, qui est plus ou moins longue, on arrive à un résultat confirmatif du précédent, à savoir que le vaccin n'est préservateur que cinq ou six jours après qu'il a été inoculé.

On comprend toute l'importance de ce fait au point de vue de la préservation de la variole.

15.— On n'affaiblit pas la vaccine d'un enfant en lui prenant du vaccin

Voilà un préjugé très-répandu, principalement dans les classes inférieures, et qui enlève tous les jours à la société une masse précieuse de vaccin. Les mères croient que ce qui est bon à prendre est bon à garder, et elles défendent leurs enfants contre une spoliation qui leur paraît défavorable. « Ce serait un grand malheur, a dit à ce propos M. Bousquet, que l'intégrité des boutons

(*) *Gaz. méd. de Strasbourg*, 1855.

eût l'importance qu'on veut lui donner. Comme ils excitent presque toujours quelque démangeaison, les enfants y portent la main et les déchirent, ou ce sont les nourrices en les habillant..... J'ai ouvert les boutons à leur apparition. J'ai fait mieux, après les avoir ouverts, je les ai cautérisés profondément (*), de manière à couper court au travail local, puis je revaccinais ces mêmes enfants ; et, quelque précaution que j'aie pu prendre, jamais la deuxième opération n'a réussi. Soutenir que la vaccine, pour être utile, doit suivre tranquillement ses périodes jusqu'à la dernière, c'est dire, en d'autres termes, que la petite vérole dont on crèverait les pustules ne tiendrait pas lieu de la petite vérole, ce qui est absurde (**). »

La crainte d'exposer leurs enfants à une nouvelle cause de souffrance n'est nullement fondée. L'incision des boutons est aussi peu douloureuse que la section des ongles ; il y a plus, ce débridement de l'épiderme vide en partie les boutons, diminue l'engorgement et la tension inflammatoire des tissus et procure au *baby* un soulagement manifeste.

Enfin, et cette raison a sa valeur, en ramenant l'enfant au vaccinateur, on a un moyen de faire constater le degré de réussite de la vaccination, ce qui est important pour la sécurité à venir. Robert Turner a demandé que cette présentation de l'enfant devînt obligatoire. Il y aurait quelque chose de moins vexatoire et d'aussi efficace : ce serait de ne délivrer le certificat de vaccine qu'au bout de huit jours, et après constatation directe du médecin, et de le refuser plus tard.

(*) C'était la pratique de Jenner.
(**) *Bullet. de thérap.*, tom. II, pag. 54.

Enfin, et pour terminer par un argument de sentiment, n'est-ce pas un devoir de faire profiter les autres d'un bienfait qu'on a reçu, et n'y a-t-il pas une sorte d'égoïsme coupable pour des parents de garder pour eux, et sans profit aucun, un vaccin qui pourrait servir à préserver un grand nombre d'autres enfants?

16. — Les Revaccinations reconnaissent les mêmes règles qu'une première Vaccination

Pour les revaccinations comme pour les vaccinations, le vaccin humain bien choisi, bien conservé (si on ne l'inocule pas de bras en bras), donne toutes les garanties imaginables. Le *cow-pox naturel,* quoique plus lent et plus violent dans son évolution locale, peut seul supporter la comparaison avec lui. Le *cow-pox artificiel,* ou vaccin animal, est moins sûr au point de vue de ses effets et n'offre pas un somme supérieure de chances d'innocuité. Tenons-nous-en donc au vaccin classique, pris autant que possible de bras à bras, sur un sujet choisi par un médecin attentif. Si la pénurie de vaccin *frais et vivant* oblige à se servir de vaccin conservé en tubes ou plaques pour pratiquer la revaccination, et si elle échoue, recommençons un peu plus tard avec du vaccin puisé directement aux boutons. Un insuccès dans cette dernière condition montrera, d'une manière certaine, que le sujet revacciné est encore actuellement préservé par une vaccination ou une revaccination antérieures.

17. — La grossesse et l'allaitement ne sont pas des empêchements à la Revaccination

On a considéré très-gratuitement et très-légèrement la grossesse et l'allaitement comme une cause d'ajournement de la revaccination. Qu'on ne revaccine pas, en temps ordinaire, une femme qui est enceinte et qui nourrit, rien de plus rationnel assurément. Mais, quand elle est au milieu d'une épidémie violente de petite vérole, il faut s'empresser de la prémunir. On a des exemples, en effet, de mères contractant la variole et la communiquant à leur fruit. Une femme enceinte est prise de variole : deux mois après elle avorte, et son enfant présente des pustules récentes. On raconte que le célèbre accoucheur Mauriceau vint au monde avec la variole, quoique sa mère n'eût rien eu de semblable pendant sa grossesse. Mead cite le fait d'une femme enceinte qui, ayant soigné impunément pour elle son mari atteint de petite vérole, mit au monde un enfant mort et dont le corps était couvert de pustules. On voit qu'en temps d'épidémie il n'est pas de luxe de revacciner. On prémunit la femme, on épargne des risques à l'enfant et on élude une cause d'avortement. Que d'avantages réunis et sans le contre-poids du moindre danger !

18. — Il y a tout avantage et il n'y a nul inconvénient à vacciner ou à revacciner en temps d'épidémie

Je dois déclarer que je ne partage pas le moins du monde la répugnance, si dangereuse dans ses résultats, qu'ont les gens du monde et (il faut le dire à regret) un certain nombre de médecins, pour les revaccinations en temps d'épidémie. M. Marc d'Espine a fait justice de la crainte peu fondée de voir la vaccine, dans ces conditions, *appeler* la petite vérole ou la compliquer si elle survient. Des exemples nombreux montrent que la petite vérole, dans ces cas, n'est nullement modifiée dans sa marche par

la vaccine ; les choses se passent comme si de rien n'é-
tait, lorsque la petite vérole survient moins de cinq jours
après la vaccination. Plus tard, cette complication devient rare, et le vaccin a alors une influence favorable
sur la marche de la petite vérole. Donc, et à double titre,
il n'y a rien à craindre.

Les vaccinations sont alors aussi inoffensives qu'en
aucun autre temps, et le seul inconvénient qu'elles aient,
je le répète, c'est d'être pratiquées à la hâte, comme
on peut, et souvent avec du vaccin de hasard. Quant au
reproche qui leur a été adressé de créer des foyers varioliques et de perpétuer les épidémies, il n'a rien de fondé,
et l'on demeure stupéfait de l'assurance avec laquelle se
produisent des assertions aussi erronées et aussi péril-
leuses. Qui ne sait que les revaccinations en masse, pratiquées dans les petites localités, éteignent sur place les
épidémies varioliques, comme on éteint le feu d'un foyer
en lui enlevant le bois qui l'alimente? Et ces insinuations
sont d'une effroyable gravité, parce qu'elles offrent à
l'incurie et à la passion du « *laissons faire* » une occasion
qu'elles ne manquent pas d'exploiter. Il faut que les médecins combattent cette idée partout où ils la rencontrent. Il n'en est pas, en effet, de plus fausse et de plus
dangereuse.

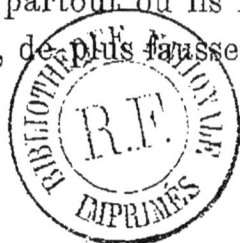

FIN

TABLE

—

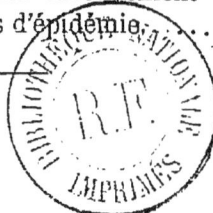